Dr LENORMAND, du Havre

A PROPOS DU CANCER

Fréquence - Pathogénie - Thérapeutique

LE HAVRE
Imprimerie du JOURNAL DU HAVRE.
11, Quai George-V, 11

1919

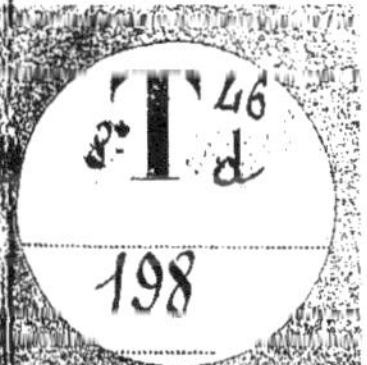

Dr LENORMAND, du Havre

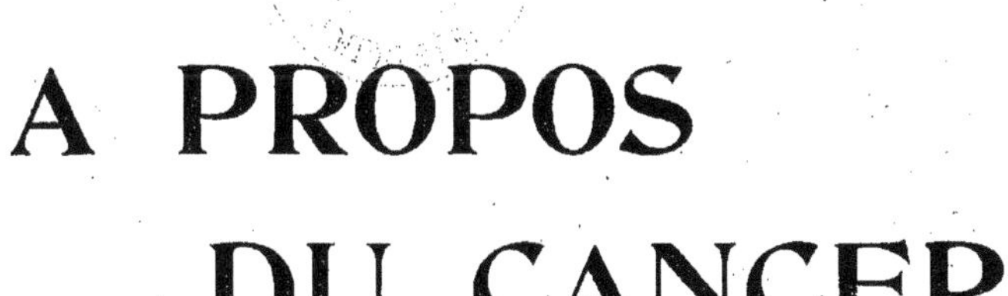

A PROPOS DU CANCER

Fréquence - Pathogénie - Thérapeutique

LE HAVRE
Imprimerie du JOURNAL DU HAVRE
11, Quai George-V, 11

1919

A PROPOS DU CANCER

Fréquence - Pathogénie - Thérapeutique

Fréquence du Cancer.

« Le Cancer exerce ses ravages avec une fréquence croissante, inquiétante, et c'est par centaines de mille qu'il faut compter chaque année les victimes de ce fléau de l'humanité. »

Ainsi débutait, en 1907, l'appel qu'adressait au grand public, pour solliciter son appui financier, un Comité organisé sous la présidence du Pr Duplay en vue de la lutte contre le Cancer.

Consultons les statistiques qui ont trait à la mortalité cancéreuse et nous nous rendrons compte effectivement que toutes les régions du globe paient un tribut de plus en plus lourd à cette grave maladie, tribut qui a largement doublé, sinon triplé, en certains pays depuis moins d'un demi-siècle.

Voici quelques exemples tirés de tableaux comparatifs qui ne sont déjà plus très récents (de Bovis, 1902).

En Angleterre, alors que vers 1840 on n'observait qu'un cas de mort par cancer sur 129 décès, on en comptait 1 sur 40 en 1880, puis 1 sur 20 en 1900.

Le Bureau Municipal de Moscou enregistra 832 décès en 1896 contre 411 en 1880, soit une augmentation de 100 % pour une très courte période.

En Italie, la mortalité a exactement doublé en 20 ans, de 1880 à 1900.

Aux Etats-Unis, il semble que la progression soit encore plus accentuée : « Si le même taux continue à se maintenir, écrivait Park il y a quelques années, dans dix ans d'ici nous aurons dans l'état de New-York plus de morts par cancer que par tuberculose, petite vérole et fièvre typhoïde réunies. »

La Suisse, la Hollande, la Norwège, la Suède accusent aussi un notable accroissement du même mal.

En Allemagne, le total des décès a doublé en Bavière, plus que doublé en Prusse ; il a triplé à Hambourg entre 1872 et 1898 alors que, durant cet intervalle, la population recensée n'augmentait que dans la proportion de 1 à 2 (346,210 à 727,800).

Des relevés établis dans les contrées les plus distantes, au Brésil, en Nouvelle-Zélande, etc., montrent également une multiplication excessive des productions néoplasiques.

A Paris, le chiffre correspondant s'est accru de 89 % en trente ans et atteint présentement 4,000. En France, près de 15,000 individus succombent annuellement au cancer. Il en meurt, à vrai dire, six fois plus par tuberculose ; mais si l'on tient compte, d'une part, que le développement bacillaire est entretenu par des causes permanentes (alcoolisme, taudis, agglomérations urbaines) contre lesquelles l'effort public est à peu près nul, — que la contagion, d'autre part, joue un rôle considérable dans la propagation de la phtisie, on n'en est que plus frappé de la fréquence des affections cancéreuses qui, elles, ne relèvent point, à beaucoup près, de facteurs étiologiques aussi nets et aussi avérés.

Leur marche envahissante ne pouvait manquer d'aiguillonner les recherches des savants dont les investigations, du reste, ne datent pas d'hier. Faut-il rappeler pour mémoire qu'en 1770 l'Académie de Lyon avait mis au concours un « Prix du Cancer », et qu'en 1801 se fondait à Londres la « Society for investigating the nature and cure of cancer » ?

Mais c'est principalement au cours des vingt dernières années que, dans tous les centres du monde entier (1), des associations se sont constituées ayant pour objet de mettre en œuvre les ressources combinées de la clinique, de la bactériologie, de la biologie, de la chimie, etc., afin de trouver réponses à ces deux interrogations : **1° Quelle est la nature du cancer ? 2° Quel traitement efficace peut-on lui opposer ?**

La guerre de 1914-1918, qui aura été l'occasion d'immenses et funestes progrès dans l'art de détruire, a paralysé par ailleurs tout essor scientifique. Sans exagérer le crédit qu'on doit accorder à l'opinion des anciens auteurs, opinion d'après laquelle les tristesses morales et les violences extérieures ont le fâcheux privilège de favoriser le développement du cancer, — sans aller, par conséquent, jusqu'à prétendre que les deuils et les blessures innombrables, engendrés par les hostilités récentes, assombriront fatalement les prochaines statistiques mondiales, notons simplement que cette néfaste période aura pour le moins retardé la solution du problème, celui-ci restant entièrement posé sous ses deux faces : *pathogénique* et *thérapeutique*.

---

(1) Consulter la thèse de Ledoux-Lebard : *La Lutte contre le Cancer*. Paris, 1906.

I. PATHOGÉNIE

Au point de vue pathogénique, la cause initiale du cancer demeure ignorée ; des multiples hypothèses, imaginées pour élucider l'histogénèse des tumeurs de mauvaise nature, aucune n'a donné la clef de l'énigme.

Par cela même, nous ne sommes pas davantage en mesure de fournir une définition rigoureuse du mot « Cancer ». Quand, faisant abstraction de la multiplicité de ses substratums anatomo-pathologiques pour ne tenir compte que du processus morbide d'auto-infection commun à ses diverses manifestations, on a énoncé que le Cancer est une tumeur constituée par un tissu de nouvelle formation, — que ce tissu, dérivant indifféremment de n'importe quels éléments cellulaires, pathologiquement déviés de leurs fonctions normales, est capable de proliférer indéfiniment, d'envahir en les détruisant les tissus voisins et de provoquer des métastases ; plus brièvement, quand on a dit que le cancer est une *néoplasie maligne*, on a résumé en ces deux termes l'ensemble de nos connaissances cliniques et histologiques, sans qu'il soit possible de mieux préciser en raison des doutes qui continuent à planer sur la véritable origine du mal.

Le « primum movens » persistant à nous échapper, nous en sommes réduits à choisir une orientation dans le dédale des nombreuses théories par lesquelles leurs auteurs ont essayé d'interpréter la formation primitive de l'élément cancéreux.

Toutes ces théories se groupent en deux principales : la *Théorie cellulaire*, la *Théorie parasitaire*.

Théorie cellulaire.

La théorie cellulaire pose en principe que la cellule néoformative, qui sera le point de départ d'une tumeur maligne, *préexiste* chez l'individu.

Résidu de prolifération embryonnaire (Cohnheim), — germe

de tissu ayant perdu par hétérotopie ses connexions naturelles (Ribbert), — produit de la fécondation réciproque de deux cellules de même espèce (Klebs, Hallion), — cellule de race nouvelle pathologiquement sélectionnée à la suite d'actions irritatives prolongées (Ménétrier), — il arrive qu'après avoir vécu pendant des années d'une vie insoupçonnée et latente, cette cellule acquiert, à un moment donné, sous des influences secondaires à peu près constantes, des propriétés spéciales : autonomie, vitalité exceptionnelle, puissance de prolifération illimitée, qui sont la caractéristique de la cellule cancéreuse.

Théorie Parasitaire.

La Théorie parasitaire, mise en avant par Verneuil en 1885, prétend, ainsi que son nom l'indique, que l'apparition du Cancer serait dûe à l'action spécifique d'un parasite. En dépit de sa vraisemblance, cette conception ne s'est pas muée en vérité bactériologique. Si, en effet, des micro-organismes de diverses catégories, microbes, sporozoaires, levûres, ascomycètes, ont été isolés et cultivés, il faut bien reconnaître que les recherches microscopiques et les inoculations expérimentales n'ont pas été suivies jusqu'ici de résultat probant et définitif : en somme le véritable parasite du cancer est encore à trouver.

Un avenir prochain nous le dévoilera peut-être ; mais, en attendant que la révélation de cet infiniment petit soit chose acquise et indiscutée, force est de nous maintenir, au point de vue pathogénique, dans le domaine de l'hypothèse.

Au surplus, et cela peut nous consoler de notre incertitude, la découverte de l'agent morbide du Cancer n'est point la condition *sine qua non* de la curabilité de cette affection. Il y a des maladies, la tuberculose par exemple, dont nous connaissons le microbe et devant lesquelles la thérapeutique n'est pas moins désarmée ; il y en a d'autres, telle la rage, dont le bacille n'a jamais été surpris et dont la vaccination est heureusement mise au point ; il y en a d'autres encore, comme la syphilis, qu'on savait soigner et guérir bien avant que l'existence et l'état civil du spirochète de Schaudinn fussent hors de conteste. Ce n'est donc ni interdit, ni illogique de croire que la guérison du cancer puisse devenir un fait accompli avant que la confirmation de sa nature parasitaire soit péremptoirement établie.

Théorie mixte : La cellule parasite.

Quoiqu'il arrive, et jusqu'à plus ample informé, beaucoup se rallient volontiers à la théorie dite du *Parasitisme cellulaire*, qui participe à la fois des deux théories précédentes par assimilation du cancer à une affection microbienne dont le micro-organisme ne serait autre que la cellule cancéreuse elle-même.

Déjà, en 1885, à propos d'un néoplasme généralisé de l'ovaire, Ménétrier avait émis l'idée de la cellule-parasite : « Ici, écrivait-il, le parasite est un élément constituant de l'organisme, une cellule épithéliale douée, on ne sait pourquoi, de véritables propriétés infectantes (1) ». Et plus tard, dans sa remarquable monographie (2), le même auteur, corroborant avec force son opinion première, disait : « *Le parasitisme cellulaire* du cancer, c'est en somme la conception du processus cancéreux telle que nous l'avons exposée jusqu'ici, et il n'y a là en réalité aucune hypothèse, mais purement et simplement la constatation des faits et par un tel nombre d'observateurs qu'ils peuvent être considérés comme définitivement prouvés ».

On pourrait immédiatement ajouter qu'indépendamment du suffrage clinique reconnaissant, d'une façon quasi-unanime, que la cellule animale cancéreuse possède « les vertus migratrices, envahissantes, prolifératrices et sécrétoires de la cellule végétale bactérienne (3) », — l'étude des greffes apporte un sérieux appoint à cette judicieuse interprétation, puisqu'il est démontré que toutes les particularités du cancer sont rigoureusement contenues dans la cellule cancéreuse, l'inoculation n'étant suivie de succès que si l'intégrité des cellules greffées est respectée.

Cependant il est une autre conception, désignée sous la pittoresque appellation d'*Anarchie cellulaire*, qui va plus loin encore. Après Bard et Marshall, Debove l'a exposée dans une leçon magistrale de Beaujon, en 1906 (4). Non seulement elle admet que la cellule cancéreuse est effectivement le parasite du

---

(1) Ménétrier : *Bull. de la Soc. clinique*, 1885.

(2) Ménétrier ; *Le Cancer*, 1909, *(Nouveau Traité de médecine et de Thérapeutique*, fasc. XIII).

(3) Chauffard : *Les étapes lymphatiques de l'infection.*

(4) Debove : *La nature du Cancer et de la cachexie cancéreuse*, Presse Méd. 1906.

cancer, mais elle tente d'expliquer, par la rupture des relations de certains éléments organiques avec le système nerveux, pourquoi et comment ces dits éléments subissent la transformation néoplasique.

L'explication est ingénieuse et, pour en bien saisir la portée, représentons-nous l'ensemble des cellules d'un être vivant comme un corps social au sein duquel chaque cellule est appelée à jouer un double rôle : rôle individuel, rôle collectif. Si l'une d'elles, sortant du cadre de son fonctionnement normal, trahit la mission qu'elle doit remplir vis-à-vis de la collectivité pour ne plus vivre que sa vie particulière ; si, livrée ainsi à elle-même, elle a la force de résister aux attaques phagocytaires, elle devient alors un véritable élément *anarchiste* dans l'organisme qui la porte, elle se développera et se conduira désormais comme un parasite : elle est devenue la « cellule cancéreuse ». C'est elle qui, après s'être insurgée contre le pouvoir régulateur du système nerveux et avoir rompu ses relations sociales avec les autres cellules, deviendra le siège d'une prolifération destructive et qui provoquera, dans l'agencement des masses cellulaires, cette dislocation qui donne sa physionomie caractéristique à l'évolution histologique de la tumeur maligne.

Hypothèse fort séduisante, en vérité, et concordant avec certaines données positives quant aux tendances des cellules en voie de cancérisation à s'affranchir du plan d'organisation, à devenir indépendantes et à se séparer des cellules voisines. Malheureusement elle ne résout point la difficulté pathogénique. Car enfin, pourquoi telle cellule a-t-elle échappé au contrôle des centres nerveux ? Comment, après avoir vécu longtemps en bonne harmonie avec ses congénères, s'est-elle mise un jour en état de rébellion ? Les raisons, de même que la possibilité de son « anarchisme » sont laissées dans l'ombre.

Il est vrai qu'en se désintéressant des suppositions problématiques, on peut parfaitement s'en tenir à la **théorie de la Cellule-Parasite,** théorie simple, claire, conforme aux constatations cliniques et histologiques, qui a le mérite de se plier, de s'adapter à la généralité des faits dûment observés dans le cours du processus cancéreux.

En l'absence d'une opinion plus concluante, dans l'attente d'une découverte bactériologique décisive, nous l'accepterons, pour notre part, comme suffisamment démontrée ; et, cherchant à repérer les points de contact de la cellule cancéreuse avec les divers microbes, nous nous proposerons de l'examiner dans son rôle *présumé* de parasite.

Cette cellule va mettre en œuvre, en les combinant, ses moyens d'attaque contre l'organisme envahi et ses moyens de défense contre la résistance offensive de celui-ci.

Du fait de sa nature spéciale, il est improbable qu'elle se classe dans la catégorie, peu nombreuse d'ailleurs, des bactéries qui, à l'instar de celles de la diphtérie et du tétanos, doivent leurs propriétés infectantes à l'excrétion d'une toxine soluble, provocatriçe, par voie de réaction, d'antitoxines neutralisantes.

Par contre, il y aurait de grandes chances pour que le parasite néoplasique, tout en luttant pour sa propre conservation, se comportât à la manière de la majorité bacillaire qui ne produit pas de « toxines vraies » et qu'il exerçât sa nocivité par d'autres procédés, dont quelques-uns commencent à être suffisamment connus.

Parmi ces procédés, nous en retiendrons quatre, au sujet desquels il semble qu'on soit à peu près d'accord : *l'isolement de la cellule cancéreuse, — l'épaississement de sa paroi, — la production d'agressines, — la sécrétion d'exsudats toxiques.*

a) *Isolement de la cellule.* — La cellule cancéreuse, visant à l'émancipation et à l'autonomie, tend à s'isoler des cellules qui l'entourent. Une semblable désagrégation ne saurait avoir lieu sans qu'il en découlât une modification profonde des phénomènes de réaction intercellulaire.

Dans un organisme fonctionnant normalemeut, il n'y a pas, il ne doit pas y avoir d'individualisme cellulaire. Toutes les cellules sont étroitement solidaires, et leur solidarité s'établit par l'intermédiaire du « milieu interne ». C'est dans ce milieu, où elles déversent par exosmose les produits de leur activité, que chacune, en particulier, puise par endosmose ce qui est nécessaire à son existence propre. Les sécrétions internes qui représentent, en somme, l'aboutissant des actes fonctionnels et nutritifs des molécules protoplasmiques ont été sériées en quatre groupes : les *hormones*, excitants fonctionnels, — les *harmozones* substances régulatrices, — les *parhormones*, produits de déchet, — les *diaphtérones*, sécrétions viciées. Ensemble elles forment une masse fluide dans laquelle baignent tous les éléments figurés et qu'animent les courants d'osmose oscillant entre les cellules contigües l'une à l'autre,

Grâce précisément à cette contigüité immédiate, les échanges humoraux s'effectuent sans arrêt d'une paroi à la paroi tangentielle, sous forme de flux et reflux continuels. De cette manière s'établissent les relations fonctionnelles entre les divers organes, relations dont l'harmonie assure l'équilibre physiologique, dont la perturbation entraine les phénomènes pathologiques.

Bien que les exsudations cellulaires soient en grande partie toxiques (parhormones, diaphtérones), elles ont la faculté de réagir favorablement les unes sur les autres et c'est à cette réaction modificatrice et neutralisante que le milieu interne doit d'être atoxique, d'être même antitoxique et de pouvoir entretenir la vitalité du protoplasma.

Or, qu'advient-il lorsque les cellules, s'étant isolées ainsi que font les cellules cancéreuses, ne gardent plus leurs accointances régulières avec celles qui les entourent ? Il advient que, les courants endosmotiques les pénétrant de moins en moins, les courants d'exosmose persistent seuls. Par voie de conséquence, leurs protoplasmas ne subissent plus l'action réparatrice du milieu interne tandis que les substances nocives qu'ils élaborent continuent à être exsudées. Celles-ci, leurs diaphtérones, diffusant à travers l'organisme, amoindrissent progressivement la vitalité physiologique du milieu, partant la résistance de l'individu, et marquent ainsi le début d'un état infectieux qui s'accusera de jour en jour pour, finalement, se généraliser et aboutir à la cachexie (1).

Remarquons cette première analogie de la cellule cancéreuse avec les microbes ne nombreuses infections : le parasite vit sur un point déterminé et le virus qu'il produit, emporté par la circulation, envahit l'économie tout entière.

b) *Epaississement de la paroi cellulaire.* — Il y a plus. En même temps que la cellule cancéreuse se prépare à vivre et à fonctionner comme élément individualiste, elle prend, examinée à son stade de jeunesse et de prolificité, des apparences mor-

---

(1) Dr J. Thomas, *Le Cancer*, 1910.

phologiques qui la différencient des autres cellules du tissu matriciel où le néoplasme est en voie de développement.

D'une manière générale, elle offre des variations de forme, des dimensions souvent exagérées, une hypertrophie de son noyau dont le volume dépasse presque toujours celui de la masse cellulaire ; son protoplasma affecte une structure réticulaire et renferme, ainsi que le noyau, des inclusions diverses ; on note enfin une densité plus grande de la paroi qui va parfois jusqu'à doubler d'épaisseur et à simuler un véritable enkystement.

C'est surtout cet épaississement de la paroi qui doit fixer l'attention. Il ajoute ses effets à ceux qui dérivent déjà de l'isolement de la cellule en contribuant à ralentir puis à empêcher l'endosmose ; il devient, en outre, un nouvel appoint de résistance contre l'armement offensif de l'organisme.

Soulignons cette autre ressemblance de la cellule cancéreuse, considérée comme parasite, avec certaines races de microbes qu'on a appelées les « races résistantes » (streptocoques, Bac. anthracis...), lesquelles se prémunissent contre l'action des sensibilisatrices et des phagocytes en s'entourant d'une membrane protectrice.

c) *Production d'Agressines.* — D'après Bail, la différenciation entre microbes pathogènes et non pathogènes repose sur cette particularité essentielle que seuls les premiers sont aptes à engendrer certaines substances, dénommées par lui « agressines » et capables de s'opposer à la phagocytose en paralysant les leucocytes.

En tant qu'élément parasitaire, la cellule cancéreuse se range nécessairement parmi les bactéries pathogènes. D'ailleurs, selon Podwyssotzki, pendant toute la phase de son activité proliférante, elle ne se laisse pas englober par les phagocytes, précisément parce qu'elle est en mesure de produire une sorte d'agressine, de leucocidine, qui réduit à néant les tentatives des éléments mésodermiques.

d) *Sécrétion d'exsudats toxiques.* — Par son « enkystement » et par son « agressine », la cellule néoplasique s'assure en fait un double moyen de conservation, de self-défense ; par la sécrétion d'exsudats toxiques, elle réalise un procédé d'offensive particulièrement pernicieux.

Contrairement à ce qu'avaient pu penser Blumenthal et le Pʳ Richet, les travaux de Mᵐᵉ Girard-Maugin (1) ont démontré de la façon la plus probante la grande virulence des extraits de tumeurs cancéreuses, en opposition avec ce qu'on observe pour les tumeurs bénignes dont la teneur en principes nocifs ne dépasse pas celle des organes sains.

Le degré de toxicité, différent suivant la nature du néoplasme, est beaucoup plus accusé dans les masses à consistance molle (variétés encéphaloïde, colloïde, myxomateuse) que dans les cancers à stroma dense et épais (épithéliome, sarcome), à telle enseigne qu'il donnerait, au point de vue du pronostic, une base d'appréciation plus sûre que l'examen histologique ou l'évolution clinique.

Comme les poisons microbiens, — nouveau point de contrat qu'il est intéressant de noter, — les poisons néoplasiques semblent être de nature colloïdale, ne résistant pas à la chaleur, ne dialysant pas, précipitant par l'alcool, et agissant à doses minimes.

Dans les expériences de Mᵐᵉ Girard-Maugin, les extraits provenaient de fragments de tumeurs broyés frais dans l'eau salée à 7 %ₒ. Ainsi réinjectés en bloc, ils ne pouvaient donner une idée exacte de ce qu'est en réalité l'intoxication cancéreuse, car il s'agissait d'un mélange complexe où les substances toxiques, réellement élaborées par les cellules, se trouvaient réunies et confondues avec les produits de dégénérescence qui pullulent dans les masses malignes. C'est ce qui explique pourquoi il y a si peu de similitude entre les symptômes progressifs de la cachexie cancéreuse et les phénomènes rapides qu'on observe chez les animaux inoculés par ces extraits.

Les substances toxiques n'ayant pas été isolées, nous n'en connaissons point la nature intime ; aussi bien celle-ci est-elle moins indispensable à fixer qu'il serait important de savoir dans quelle mesure se traduit à leur égard la capacité phagocytaire, dans quelle mesure également elles entraînent la formation d'anticorps.

Malgré notre ignorance quant à la composition et au mode d'action sur le sérum des extraits de tumeurs, ceux-ci n'en ont

---

(1) *Presse Médic*, 1906, 1907. — *Thèse*, Paris, 1909.

pas moins été utilisés dans le but d'établir le *séro-diagnostic* du cancer. De nombreux procédés sont restés lettre-morte ; pourtant la réaction d'Ascoli, dite réaction de la Meïostagmine, semble avoir donné des indications exactes entre les mains de quelques expérimentateurs (Ascoli et Izar, Tedesko, Stabilini, Leitch...) Rappelons que la réaction de la meïostagmine (*meïon*, plus petit, — *slagma*, goutte), qui est également observée dans de nombreux états infectieux (syphilis, tuberculose, fièvre typhoïde...), est basée sur cette constatation que la rencontre d'un antigène et de l'anticorps correspondant réduit la tension superficielle du liquide où on les a réunis ; par suite de l'abaissement de tension, ce liquide forme, pour une quantité donnée, un plus grand nombre de gouttes qui peuvent être comptées avec le stalagmomètre de Traube.

Or, pour préparer l'antigène, on emploie des fragments de tumeur desséchés à la température de 37°, pulvérisés, puis dissous à la dose de 5 gr. pour 25 c. c. dans l'alcool méthylique. Après avoir maintenu le soluté alcoolique à 50° en vase clos pendant vingt-quatre heures on filtre, et c'est ce filtrat, repris dans de l'eau distillée, qui devient finalement la dilution antigène, la dilution anticorps étant représentée par le sérum du malade en observation.

L'expérience a lieu de la manière suivante : deux tubes sont d'abord préparés, l'un avec 9 c. c. de sérum dilué au dixième dans la solution physiologique normale et 1 c. c. de la dilution antigène ; l'autre avec 9 c. c. de sérum dilué et 1 c. c. d'eau distillée. Ces tubes sont ensuite passés à l'étuve à 37° pendant deux heures ; enfin, après refroidissement, la numération est faite pour chacun au stalagmomètre. La réaction est dite positive lorsque, par comparaison avec le tube témoin qui contient de l'eau distillée au lieu d'antigène, le tube de sérum à l'essai donne un nombre de gouttes plus élevé de deux au moins.

Nous n'avons parlé, ici, avec un peu de détails, de la réaction de la meïostagmine que pour montrer jusqu'à quel point cliniciens et bactériologistes ont une commune tendance à assimiler le cancer aux maladies infectieuses, car la valeur de l'expérience d'Ascoli, fortement teintée d'empirisme, est encore bien problématique et il serait excessif de prétendre en faire une véritable réaction antigène-anticorps. Aucune précision n'en découle, quoi qu'il en soit, sur la nature des sécrétions toxiques issues des tumeurs cancéreuses.

Tout ce qu'on est en droit d'affirmer au sujet de ces sécrétions, c'est qu'elles ne sont pas des « toxines vraies », c'est-à-dire des toxines strictement spécifiques capables de déterminer l'apparition d'antitoxines correspondantes également spécifiques. Elles sont autre chose, comme sont autre chose que des toxines vraies les produits excrétés par la plupart des bactéries qui causent les maladies humaines.

La lutte de l'organisme contre l'infection cancéreuse.

L'infection cancéreuse, qui offre une parité si remarquable avec les infections microbiennes, devrait être par conséquent, au même titre que celles-ci, contrecarrée par les éléments naturels de protection que l'organisme met en action dans sa lutte pour l'existence.

Ayant examiné les principaux moyens usités par la « cellule-parasite », aussi bien pour sauvegarder sa vie que pour placer l'adversaire en état d'infériorité, il devient nécessaire d'aligner en regard nos possibilités de défense et nos chances de vaincre.

Si, comme nous l'avons dit plus haut, la question des anti-toxines spécifiques doit être nettement écartée, nous avons à nous préoccuper d'un certain nombre d'autres éléments bactéricides que l'on trouve dans le sérum sanguin et qui sont connus sous le nom d'*agglutinines*, de *précipitines*, de *bactériolysines*, d'*opsonines*, de *bactériotropines*. Que ces divers éléments proviennent des leucocytes (Kraus, Levaditi) ou de l'eudothélium vasculaire, ou encore de la rate et de la moelle des os, leur mode d'intervention est actuellement assez bien précisé.

Les *Agglutinines* ont la propriété d'immobiliser les parasites et de les fusionner en flocons ; si elles n'atténuent pas leur vitalité ni leur virulence, elles les rendent plus phagocytables. Bordet signala le premier (1895) le phénomène dit « d'agglutination ». Un peu plus tard, Gruber et Durham démontrèrent que l'apparition d'agglutinines est constante au cours de l'immunisation et en établirent la spécificité. On sait tout le parti que la clinique a tiré de leurs expériences, tant pour le diagnostic de diverses affections microbiennes que pour l'identification des microbes en cause.

Les *Précipitines* sont d'autres substances également spécifiques qui ont pour effet d'amener la formation de précipités
dans une culture filtrée de bactéries ou dans une solution claire
d'albumines animales ou végétales contre lesquelles un animal a
été immunisé. On admet généralement que les précipitines sont
des anticorps très proches des agglutinines. Pour la différenciation des bactéries, l'essai de la précipitine est aussi concluant
que la réaction d'agglutination ; toutefois sa technique plus
délicate la rend moins couramment utilisable.

Les *Bactériolysines*, dont la découverte a beaucoup contri-
bué à établir le pouvoir bactéricide du sang, agissent sur les
micro-organismes en les transformant d'abord en granules, puis
en les faisant disparaître par dissolution.

L'intéressante expérience de Pfeiffer, qui remonte déjà à
1894, nous fait assister à cette transformation des parasites en
granules clairs, arrondis, bientôt suivie de leur « lyse » complète.
Elle présente en outre un intérêt pratique : étant donné que le
sérum d'un malade est doué, contre un bacille déterminé et par
comparaison avec un sérum d'individu sain, d'un pouvoir bacté-
riolytique sensiblement plus accusé, la réaction de Pfeiffer, ré-
vélant la présence de bactériolysines, permet d'affirmer qu'une
infection, engendrée par le même bacille, est en voie d'évolution
ou d'achèvement, — indication particulièrement précieuse, dans
certaines conditions, au point de vue prophylactique.

Les *Opsonines*, signalées en 1903 par Wright et Douglas, se
fixent sur les microbes et les impressionnent de telle sorte que
ceux-ci deviennent plus facilement la proie des phagocytes.
Tandis que les « Stimulines » de Metchnikoff, qui agiraient
directement sur les phagocytes en stimulant leur activité, sont
encore très contestées par la plupart des auteurs, « l'effet opsonique » du liquide sanguin est au contraire admis d'une façon
générale. Ajoutons cependant que les opsonines qui, pour
Wright, sont des substances indépendantes et distinctes, se
confondraient d'après certains biologistes, avec le complément
et les sensibilisatrices.

Les *Bactériotropines* de Neufeld et Rimpau (1904) ont une
efficacité analogue à celle des opsonines dont elles diffèrent en
ce sens qu'elles sont thermostables, résistant à la température
de 59°, tandis que les opsonines, thermolabiles, sont détruites à 56°.

A priori, il semble évident que ces diverses sécrétions immunisatrices, qui font partie intégrante et constante de l'arsenal
offensif-défensif d'un organisme en lutte contre l'envahissement
parasitaire, ne manqueront point d'entrer également en jeu
quand il s'agit de combattre les désordres nés du virus cancéreux.

De même en ce qui concerne la *Phagocytose*. On sait, d'une
manière certaine, que son rôle serait assez peu opérant sans le
concours de ces mêmes sécrétions. Le pouvoir énergétique des
leucocytes n'est pas seulement proportionné à la richesse nutri-
tive du plasma sanguin et de la lymphe, il est encore et surtout
fonction des agents d'immunité qui, en dernière analyse, rè-
glent la sensibilité et l'activité des globules blancs. On admet
en outre, — et ces propositions sont aujourd'hui à peu près hors
de discussion, — que, dans une infection quelconque, les phagocytes se multiplient en même temps que se développe leur
particularisme fonctionnel ; que ce phénomène est grandement
facilité par la présence de sérum, alors qu'il est très limité en
simple solution physiologique ; que la fixation de la bactérie au
leucocyte se fait aussi bien avec des leucocytes vivants ou morts,
avec cette différence toutefois que l'ingestion des microbes ne
peut être accomplie que par des leucocytes vivants, — enfin,
que les leucocytes sont susceptibles de fabriquer eux-mêmes
une substance bactéricide.

Puisque, dans toutes les maladies infectieuses, ces facteurs
naturels, instintifs pourrait-on dire, d'immunisation s'acquit-
tent régulièrement de leur mission de préservation vitale, il est
présumable, il est même certain qu'ils la remplissent également
dans les néoplasies. En réalité, rien n'autoriserait à douter de leur
entrée en scène, ni du rôle effectif qu'ils sont prêts à assumer ;
nous avons, au contraire, des raisons très plausibles de croire
que l'organisme se défend énergiquement contre le cancer.

Les idées, exposées à ce sujet par le Pr Roger, sont des plus
encourageantes. D'après lui, le parasite du cancer, cellule cancéreuse ou autre contagium inconnu, est beaucoup plus fré-
quent qu'on ne l'imagine en général ; il faut même que le corps
humain possède vis-à-vis de lui une sorte d'immunité naturelle
pour que les tumeurs malignes ne soient pas répandues davantage. Celles-ci, dit-il, « représentant de véritables lésions parasi-

taires qui évoluent comme les lésions microbiennes et suscitent des manifestations et des réactions analogues », doivent pouvoir subir un arrêt de développement, rétrocéder dans leur évolution, sinon même guérir entièrement.

A vrai dire, les cas de guérison spontanée du cancer sont rares ; on en a cependant relaté d'authentiques. Entre autres observations, deux sont notamment à retenir : celle de Pearce Gould voyant se reproduire au bout de deux mois un épithélioma du maxillaire supérieur, confirmé par l'examen histologique, et dont il ne retrouva plus trace un an plus tard ; — et celle de Gédéon Wells qui a trait à une récidive de carcinome du sein, compliquée de pleurésie hémorrhagique, récidive qui se cicatrisa d'elle-même avec la résorption progressive de l'épanchement.

Dans cette seconde observation, ne serait-il pas admissible d'attribuer l'heureuse terminaison à la réaction spécifique d'éléments contenus dans le liquide pleurétique résorbé ? Pour notre part nous avons eu l'occasion de soigner une malade qui s'améliora notablement dans des conditions analogues, sans que nous puissions dire, faute de l'avoir suivie assez longtemps, si sa guérison escomptée fut complète ; en tout cas, c'est à l'explication précédente, purement théorique il est vrai, que nous avions songé pour interpréter l'involution si inattendue d'une récidive en pleine cicatrice.

D'ailleurs, écrit encore le Pr Roger, « pourquoi le cancer serait-il la seule maladie incurable ? Pendant longtemps on a admis que la tuberculose entraînait fatalement la mort ; nous savons aujourd'hui que des lésions, même avancées. se cicatrisent d'une façon parfaite. Ce qui me fait soutenir une opinion semblable pour le cancer, c'est que les tumeurs transmissibles expérimentalement, même les plus infectantes, ne se développent pas chez tous les animaux inoculés. Parmi ceux-ci, il y en a qui résistent et, ce qui est plus important, il y en a qui guérissent spontanément. Tous ceux qui ont étudié le cancer de la souris sont unanimes sur ce point : des tumeurs peuvent diminuer ou disparaître. »

On ne saurait donc révoquer en doute cette faculté de l'organisme d'opposer à la marche de l'élément néoplasique une résistance certaine, — résistance évidemment variable suivant

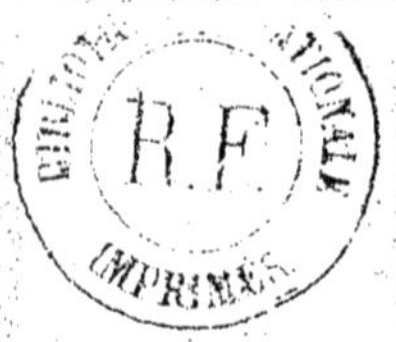

les cas et suivant les sujets, mais surtout efficace dans la première phase de l'affection alors qu'avec les traitements parfois les plus simples on arrive à la renforcer notablement et pour un stade plus ou moins long. Par la suite, en effet, vient le moment où, l'intoxication prenant un caractère suraigu, la défense est complètement désarmée ; la tumeur alors ne rencontre plus d'obstacle à son accroissement, c'est la phase cachectique qui va se dérouler et qui ne tardera pas à amener l'échéance fatale.

II. THÉRAPEUTIQUE

Les données du problème thérapeutique arrivent ainsi à se délimiter clairement au point qu'elles tiennent tout entières dans cette double proposition :

ou bien supprimer le parasite cansal,

ou bien le réduire à l'impuissance par la neutralisation aussi hâtive que possible de ses exsudats toxiques.

Quand on a passé en revue les nombreuses médications qui ont été tour à tour préconisées pour la cure du cancer, on est obligé de convenir que toutes, y compris les plus récentes comme l'opothérapie, les rayons de Roentgen, le radium, la fulguration, etc., ne sont et ne peuvent être que des procédés palliatifs en ce sens qu'elles ne s'attaquent qu'à la manifestation de l'infection néoplasique, sans avoir d'effet direct sur la cause même de l'infection. Si bien que contre le cancer, le meilleur traitement, écrit Fredet, comme conclusion d'une étude sur l'emploi de la fulguration, « le meilleur traitement reste pour le moment l'intervention large et précoce ; un diagnostic hâtif, pas d'atermoiements et pas de demi-mesures, telle est la formule à retenir jusqu'à ce que la médecine ait trouvé le médicament cu·ateur ou le sérum que nous appelons de tous nos vœux. »

C'est l'opinion unanime. « Opérons pendant qu'il en est temps encore, dit J. Thomas, mais considérons l'opération comme un pis-aller et cherchons ailleurs, dans un traitement général, dans une sérothérapie appropriée, le moyen de débarrasser l'humanité du terrible fléau ».

Chimiothérapie, Sérothérapie, telles sont les deux voies sur lesquelles sont aiguillées les recherches scientifiques ; deux méthodes concurrentes pour le même objectif.

La Chimiothérapie cherche à atteindre directement et à détruire le parasite supposé, dans l'espèce la cellule cancéreuse.

La Sérothérapie, immunisation *passive*, vise à annihile,

l'effet de ses productions toxiques par un renfort de substances neutralisantes.

Peut-être même est-il raisonnable d'espérer qu'on puisse associer, dans une action simultanée, l'effort offensif et défensif de cette double tactique.

A l'heure actuelle, ainsi que nous le verrons ci-après et comme personne n'en ignore du reste, Chimiothérapie et Sérothérapie apparaissent encore assez distantes du but qu'elles se sont assigné. Il ne faudrait donc pas écarter avec trop de rigueur une troisième solution possible du problème ; nous voulons parler de la *Vaccinothérapie* qui, par opposition au rôle « passif » de la cure sérique, est un procédé d'immunisation « active » tendant à dynamiser au degré voulu la puissance réactionnaire des facteurs essentiels de la défense organique.

Sans doute, la thérapeutique vaccinale ne jouit point, d'une façon générale, des avantages de la sérothérapie. Tandis que le sérum spécifique apporte à l'organisme des anticorps tout préparés qui vont annihiler les toxines microbiennes et aussi les corps bactériens, le vaccin exige de lui une tâche considérable pour l'auto-production de ces mêmes anticorps.

La vaccinothérapie n'en représente pas moins un progrès thérapeutique considérable et, bien qu'il n'ait pas encore été publiquement question de son application au traitement du Cancer, nous tenons à ne pas la passer complètement sous silence et nous lui consacrerons quelques lignes à la fin de ce mémoire.

Chimiothérapie.

Branche récente de la science de l'immunité, mise en grande vedette par la découverte du Salvarsan, la Chimiothérapie s'est donné pour mission de combattre les phénomènes infectieux en anéantissant les micro-organismes qui les engendrent.

Elle est basée sur le principe d'Ehrlich qui a montré que certaines substances chimiques offrent une affinité élective pour le protoplasma des parasites, tout en ayant une affinité moins grande pour les cellules de l'organisme parasité. Elle recherche donc, pour les expérimenter et les utiliser à cet effet, des

substances, dites parasitotropiques, capables de tuer les bactéries sans compromettre la vie cellulaire ambiante.

L'historique de cette méthode tient en quelques lignes.

C'est vers 1902 que Laveran indiqua l'action parasiticide de
l'acide arsénieux sur les trypanosomes de la souris. Peu de
temps après W. Thomas, de Liverpool, traita la maladie du
sommeil par l'atoxyl, tandis que Mouneyrat, Balzer et Hallopeau
préconisaient l'emploi de l'hectine contre la syphilis. La préparation « 606 » d'Ehrlich-Hata date de 1910 et Ehrlich classait à
cette époque les divers agents chimio-thérapiques en 3 groupes :
les *colorants basiques*, — les *colorants de la série benzo-purpurique*,
— les *dérivés organiques de l'arsenic*. Chacun de ces groupes a
fourni d'intéressants essais dans le traitement du cancer.

1° *Groupe des couleurs basiques.* — On avait été frappé de la
facilité avec laquelle les noyaux des cellules, et plus spécialement ceux des cellules pathogènes, fixent les couleurs d'aniline.
L'idée était tentante de chercher à annihiler les éléments cancéreux en les frappant dans l'activité biologique de leur noyau,
tout en respectant l'intégrité des tissus sains. Les faits ne répon-
dirent cependant pas aux prévisions théoriques ; on fut amené
à reconnaître que la nécrose cellulaire, consécutive à l'absorption
du médicament, était due, non pas au produit colorant qui
manque de pénétration suffisante, mais à l'étouffement des
cellules parmi les extravasations sanguines du tissu conjonctif.

Commencées avec le bleu de méthylène, les expériences
furent poursuivies avec le violet de méthyle. Quant aux résultats obtenus, ils sont trop contradictoires pour qu'on puisse en
tirer une appréciation tant soit peu optimiste.

2° *Groupe des couleurs benzo-purpuriques.* — Nous en dirons
autant du trypanroth qui, après avoir été utilisé dans les trypa-
nosomiases, fut essayé contre le cancer par Horand et Jaboulay,
puis par Schoull et Vullien. Quelques améliorations rapides ont
été notées, portant à la fois sur la tumeur et l'état général du
sujet ; mais, sans parler de la douleur et de la réaction inflam-
matoire très souvent provoquées par les injections hypodermi-
ques, le trypanroth n'aurait, selon Vullien, qu'une action éphé-
mère brusquement épuisée.

3° *Dérivés organiques de l'arsenic.* — L'acide arsénieux, sous
forme de poudre escharotique ou même en injections intersti-

tielles, est un des vieux traitements du cancer qui, dans le cadre restreint des épithéliomas superficiels et des cancroïdes de la face, a donné d'excellents résultats.

Aussi, dès que furent introduits dans la thérapeutique les premiers dérivés organiques arsenicaux autorisant, pour ainsi dire, l'usage de l'arsenic jusqu'à saturation, ceux-ci ont-ils été largement mis à contribution. Cacodylate de soude, méthyl-arsynate de soude ont eu des effets très satisfaisants chez de nombreux malades au point de vue local, au point de vue des troubles fonctionnels, et plus particulièrement au point de vue du relèvement de l'état général ; malheureusement ces effets n'ont été que temporaires.

Une phrase suffit à mentionner l'Atoxyl, dangereux par l'atrophie optique qu'il entraîne trop fréquemment, et qui n'a du reste à son actif que quelques épithéliomas traités par Blumenthal avec des conclusions fort incertaines.

Avec Podwyssotski, puis avec Wassermann, la chimiothérapie anti-cancéreuse a pris plus récemment une orientation un peu différente. Ce dernier auteur observa que les sels sodiques du sélénium et du tellure possèdent une affinité d'agrégation nettement caractérisée pour les cellules néoplasiques, au sein desquelles s'introduisent leurs atomes métalliques, y provoquant la désintégration du noyau et une véritable nécrobiose du protoplasma. En les combinant avec l'éosine qui, du fait de son attraction cohésive pour les éléments des tumeurs, les met ainsi plus directement en contact avec eux, et en traitant de cette façon des souris cancéreuses, Wassermann aurait obtenu des résultats probants : arrêt de développement, ramollissement et enkystement du néoplasme dont la marche est définitivement enrayée.

Cette constatation des propriétés du sélénium et du tellure conduira t elle à une découverte analogue pour la thérapeutique humaine ? Jusqu'à présent les essais cliniques, faits avec le sélénium colloïdal au lieu des sels sodiques qui sont assez toxiques à dose active, ont dénoté l'influence réellement bienfaisante du colloïde sur l'évolution des productions malignes, sans qu'on puisse affirmer cependant que le sélénium se soit montré pour le cancer le médicament, a première vue héroïque, qu'ont été pour la syphilis le salvarsan et le néo-salvarsan.

Même observation en ce qui concerne les colloïdes cuivriques (électrocuprol, cuprose de Gaube). L'électrocuprol qui devrait, semble-t-il, agir plus efficacement en raison de son extrême division n'a donné pratiquement que des résultats incomplets. Le colloïde de Gaube, sel chimique assez complexe, posséderait à son actif un certain nombre de cas très favorables; par ailleurs, il se serait montré inopérant.

De tels mécomptes n'ont, au fond, rien de décourageant car, en vérité, la question est ardue.

C'est déjà beaucoup qu'on ait pu se rendre compte d'une des grosses difficultés qui viennent compliquer le problème de la cure, non pas seulement du cancer mais de toutes les infections en général, par les agents chimiques. Nous voulons parler des « races résistantes » de bactéries auxquelles il a été fait précédemment allusion. Lorsque les premières doses du médicament ont été trop faibles pour anéantir *tous* les micro-organismes, ceux d'entre eux qui ont échappé à son action parasiticide trouvent le moyen de s'adapter, de s'immuniser contre lui et de continuer à se multiplier malgré la continuaison du traitement. On a dès lors affaire à une race « renforcée », produit d'une sorte de sélection naturelle par la survivance des plus virulents et qui a, par surcroit, le privilège de transmettre héréditairement sa faculté défensive d'une génération à une autre génération de microbes. Par contre cette « résistance » garde un caractère spécifique en ce sens qu'elle ne s'exerce que contre un produit chimique déterminé et non pas contre d'autres produits; par exemple, un parasite devenu résistant à l'acide arsénieux reste aussi sensible que ses congénères à l'action du trypanroth, — constatation de laquelle on pourrait logiquement déduire, nous semble-t-il, que l'emploi simultané ou consécutif de deux ou plusieurs substances chimiques serait le plus souvent indispensable pour atteindre au but visé, la mort du parasite.

Juguler une infection grave par la chimiothérapie n'est donc point chose aisée puisqu'il suffit, pour infirmer le résultat, qu'un certain nombre de bactéries soient devenues *résistantes* immédiatement après la première dose. Aussi Ehrlich prôna-t-il instamment la nécessité d'une « therapia sterilisans magna », c'est-à-dire la nécessité de supprimer *tous* les bacilles par une forte dose initiale ou par deux doses au plus, très rapprochées l'une de l'autre.

Mais alors un nouveau contretemps surgit, non moins fâcheux. Les expérimentateurs qui ont cherché à agir sur les cellules cancéreuses ont remarqué que la dose réellement active voisine trop souvent avec la dose qui tue l'individu, les agents chimiques étant pour la plupart presque autant organotropes que parasitotropiques.

D'où la tentation d'éviter l'obstacle, en essayant d'attaquer l'élément cancéreux par l'intermédiaire des cellules conjonctives qui composent le stroma de la tumeur. Le tissu connectif, en effet, partie intégrante du néoplasme et proliférant avec lui, n'est pas seulement une trame de soutien, il est également une voie de ravitaillement. Ses cellules jouent le rôle de « trophocytes », d'agents nutritifs de liaison entre les cellules cancéreuses et la masse sanguine ; et ce rôle est d'autant plus admissible que, selon certains travaux récents (Da Fano), l'innocuité du parasite ne saurait être tenue comme réalisée tant que la charpente conjonctive continue à proliférer.

Les recherches, commencées dans ce sens en 1913 à l'Institut pharmacologique de Breslau, ont été faites à l'aide de composés allylés, notamment de l'allylthiocarbamide, qui jouit d'une affinité spéciale pour les éléments du stroma. Disons de suite qu'aucune guérison définitive n'a été obtenue chez les souris cancéreuses ainsi traitées ; mais on a régulièrement constaté un arrêt rapide dans l'évolution de la tumeur, parfois même une involution prononcée, souvent aussi un non-développement de la greffe qui se développe toujours sur les animaux de contrôle.

Sérothérapie.

Pas plus que la Chimiothérapie, la Sérothérapie anti-cancéreuse n'est encore sortie, à l'heure actuelle, du domaine des vérités prématurées. Il serait trop long de résumer ici les tentatives expérimentales pratiquées sur les animaux et sur l'homme : sérum par le streptocoque de l'érysipèle, — sérum de Richet et Héricourt, — sérum de Wlaèff, — nectrianine de Bra, — cancroïne d'Adamkiewicz, — sérum de Doyen. Si chacune de ces tentatives a pu compter sinon des succès absolus, du moins d'encourageantes observations, chacune également a enregistré son contingent de déceptions.

Il n'en reste pas moins que le principe de la sérothérapie
appliquée au cancer est accepté aujourd'hui d'une façon générale. On a bien prétendu que le cancer, parce que son origine
microbienne n'est pas dûment prouvée, ne peut bénéficier de la
cure sérothérapique. « Les frontières de la sérothérapie, écrit
Fabre-Domergue, ne sont pas sans bornes, et c'est en outre-
passer véritablement les limites que d'y faire entrer le traitement des néoplasies cancéreuses. »

Qu'il soit permis de douter de la nature bactérienne du cancer, qu'on n'accepte point l'hypothése de la « cellule-parasite »,
on ne doit cependant pas méconnaître l'analogie flagrante,
unanimement confirmée par les pathologistes, entre les affections virulentes et les manifestations néoplasiques. Lésions
cancéreuses et lésions microbiennes ont une ressemblance indé-
niable, et la toxicité des produits excrétés est exactement com-
parable dans les deux cas.

Qui plus est, on ne peut refuser au traitement sérique, tout
rudimentaire qu'il soit encore, le témoignage d'avoir fourni la
preuve de son action réelle et de sa valeur possible, puisque
non-seulement les divers sérums spécialement préparés contre
le cancer, mais aussi *tous* les sérums organiques ont produit des
atténuations plus ou moins accusées, plus ou moins durables.
« Ouvrez l'armoire aux sérums, a dit Tuffier, prenez au hasard
n'importe quel flaçon, injectez son contenu à un cancéreux et
vous obtiendrez une amélioration. »

Comment expliquer cette action modificatrice ?

Fabre-Domergue, qui ne la nie point, bien qu'il affirme
qu'elle ne porte pas sur le tissu néoplasique lui même, considère
qu'elle est simplement due à la disparition des amas leucocytoires
qui entrent pour une proportion importante dans la composition des tumeurs. Cette disparition, entraînant une régression
apparente du néoplasme, ne serait en somme qu'un phénomène
purement chimiotaxique.

Cependant les injections de sérum n'ont pas pour unique
conséquence de réduire le volume de la masse, elles amènent
aussi un mieux appréciable dans l'état général du sujet qui
retrouve l'appétit, augmente de poids, se sent plus fort et qui
apparait comme momentanément désintoxiqué. En admettant
que le sérum n'ait, chose à peu près sûre, aucune influence sur

la cellule cancéreuse, on est bien obligé de convenir qu'il atténue dans une certaine mesure la virulence de ses sécrétions. C'est donc qu'il contient une ou plusieurs substances neutralisantes capables de réprimer partiellement la toxicité des poisons cancéreux.

Il est alors logique d'imaginer un sérum, renfermant la totalité ou presque des anticorps nécessaires à la complète réduction de cette toxicité, grâce auquel les effets transitoires et simplement esquissés qu'on obtient avec un sérum quelconque deviendraient constants et définitifs.

Là est la solution désirable du problème sérothérapique : solution désirable certes, mais qui ne va point sans difficultés. En premier lieu, et bien qu'on tende à admettre aujourd'hui, conformément aux travaux d'Ehrlich et d'Apolant, que toutes les formes de cancer ont une origine commune, il est indubitable qu'à des néoformations histologiques différentes doivent correspondre des virus différents, différents sinon dans leur essence, à coup sûr dans leur degré infectant ; — en second lieu, les exsudats d'une même tumeur varient sans contredit d'après son siège, son ancienneté, sa rapidité d'évolution. Cette double remarque soulève immédiatement une question toute particulière de « polyvalence », peu faite aussi pour simplifier les recherches. N'oublions pas, en outre, qu'à côté de la maladie il y a le malade avec ses antécédents personnels et héréditaires, ses diathèses concomitantes, ses conditions individuelles d'âge. de sexe, etc., et nous nous rendrons compte des obstacles, en apparence insurmontables, auxquels vient se heurter la sérothérapie du cancer.

Vaccinothérapie.

Comme nous l'indiquions plus haut, un dernier paragraphe nous paraît utile au sujet de la Vaccinothérapie.

Beaucoup trouveront peut-être osé qu'on parle « vaccin » à propos du cancer, qui reprendraient volontiers sur ce point les objections que Fabre-Domergue a soulevées contre là sérothérapie anti-cancéreuse. Effectivement, nous n'avons pu recueillir la moindre documentation ; rien ne dit toutefois que certaines recherches de laboratoire ne soient pas présentement dirigées de ce côté et susceptibles d'attirer un jour ou l'autre l'attention médicale.

Dans le traitement vaccinal des maladies infectieuses, le but poursuivi est d'inciter l'organisme à mobiliser rapidement toutes ses énergies spécifiques contre le microbe envahisseur ; autrement dit d'intensifier dans les proportions voulues l'activité des principes immunisateurs du sérum sanguin en même temps que la puissance histolytique et phagocytique des leucocytes.

La grande découverte de Pasteur, celle de l'atténuation des virus, a rendu possible la vaccination « préventive ». Dans ces dernières années, les expériences de sir Almoth Wright sont venues démontrer que la vaccination est utilisable, non-seulement à titre prophylactique, mais aussi comme traitement spécifique au cours de la maladie. C'est plus spécialement à cette méthode wrightique qu'on réserve le terme de Vaccinothérapie.

Isoler le parasite cansal, préparer avec ses cultures une émulsion qui sera ensuite stérilisée et titrée, telle fut la technique primitive. Le savant médecin anglais avait espéré que « l'index opsonique », c'est-à-dire l'estimation du pouvoir opsonique du sérum des malades, contrôlée après chaque inoculation, pourrait être un guide scientifiquement exact du traitement ; cet espoir ne s'est pas réalisé et il a fallu s'en tenir à des règles empiriques de dosage. Mais ceci n'a pas arrêté l'essor de la thérapeutique nouvelle, ni rien enlevé à la valeur pratique des vaccins qui, s'ils ont pu jusqu'alors se montrer parfois inefficaces, n'en ont pas moins donné des résultats superbes aux mains des cliniciens expérimentés.

Le vaccin préférable, celui qui est propre à engendrer les anticorps rigoureusement spécifiques, est le « vaccin autogène » ou « auto-vaccin », obtenu avec le microbe cansal qu'on a luimême isolé par hémo ou pyo-culture.

Toutefois, à cause des impedimenta d'ordre pratique que présente une telle préparation, on emploie plus couramment un vaccin, fabriqué à l'avance, « vaccin hétérogène » ou « stockvaccin » dont le défaut de spécificité exacte est corrigé par sa « polyvalence », celle-ci étant la résultante d'un mélange de cultures bactériennes de même espèce et d'origines différentes.

Les divers vaccins hétérogènes représentent, selon le mode de fabrication adopté par chaque laboratoire :

a) des cultures de microbes tués par la chaleur (vaccins de Wright, de Chantemesse, de Sacquépée et Chevrel, de Russell... etc.) ;

b) des cultures stérélisées par une substance antiseptique volatile (vaccin de H. Vincent, stérilisé par l'éther) ;

c) des cultures stérilisées par les rayons ultra-violets (cultures irradiées de M. Renaud) ;

d) des extraits bacillaires ou autolysats (Vincent) ;

e) des cultures chauffées et tuées après avoir été imprégnées de leur anticorps (vaccins sensibilisés de Besredka).

De ces cinq variétés, les deux dernières seules réclament quelques explications sommaires.

L' « Autolysat » de Vincent est une macération de bacilles dans le sérum physiologique à 37°. Au cours de la macération qui dure de 36 à 60 heures, suivant le degré de concentration qu'on cherche à obtenir, nombre de bacilles s'autolysent, donnant issue à leurs endotoxines. On décante, puis on fait disparaître les cadavres microbiens par centrifugation, et les microbes qui peuvent subsister vivants par addition d'éther. Le « vaccin par autolyse » n'est donc pas autre chose qu'un extrait de bacilles vivants stérilisé par l'éther ; sans en avoir les dangers, il possède les mêmes propriétés qu'un vaccin vivant et, pour ce motif, a toutes chances de devenir le vaccin hétérogène de choix.

Quant aux « vaccins sensibilisés » de Besredka ce sont des cultures qui, ayant été mises en contact avec leur sérum spécifique, en ont fixé les anticorps. Leur imprégnation est tellement intime qu'elle reste indélébile. En même temps qu'elle assure l'atoxicité des vaccins, cette sensibilisation rend leurs microbes beaucoup moins résistants à la phagocytose, d'où l'absence de réaction locale et de phénomènes généraux à la suite des inoculations.

De l'exposé succinct que nous venons de faire du principe et des procédés techniques de la vaccinothérapie, pourrait-on, sans trop de témérité, déduire quelques prévisions quant à l'application éventuelle de cette méthode au traitement du cancer ?

Tout d'abord, il faudrait se préoccuper de la recherche du parasite causal. Suivant, jusqu'à l'extrême limite, la conception du parasitisme cellulaire, c'est bien la cellule cancéreuse, considérée comme agent spécifique de l'infection neoplasique, qu'on se proposerait de recueillir afin d'élaborer avec elle et avec ses endotoxines une émulsion vaccinale.

Emulsion vaccinale « autogène », bien entendu. S'il n'est pas toujours aisé, ni même possible, d'isoler une bactérie pathogène, rien de plus facile au contraire, par une simple biopsie, de prélever aseptiquement un fragment de tumeur.

A quoi bon, du reste, songer à un vaccin « hétérogène » ? Dans l'état actuel de nos connaissances, en raison de l'infinie diversité des formes morbides et des types anatomo-pathologiques, nous ne sommes pas en droit d'établir entre les cellules de néoplasies différentes ce lien d'étroite parenté qui unit les variétés d'un même microbe, staphylocoque, streptocoque, colibacille par exemple. En outre, si des inoculations de cancer ont pu réussir sur des animaux de même espèce, l'inoculation d'homme à homme est rien moins que prouvée (expériences d'Alibert) ; et puis, à supposer que cette inoculation fût positive, à quels risques ne s'exposerait-on pas du fait des antécédents morbides et des diathèses concomitantes ?

Pour les meilleurs raisons, nous n'envisageons donc que la préparation d'un vaccin autogène à l'aide du fragment tumoral détaché en plein tissu cancéreux.

Implanter directement ce fragment tel quel dans une région saine du même individu, ce serait tout uniment pratiquer une greffe. Or, d'après les résultats de nombreuses tentatives, nous savons par avance ce qui se passerait alors. Ou bien la greffe deviendra le point de départ d'une production analogue, par un processus de réunion immédiate avec les éléments anatomiques qui sont en contact avec elle ; ou bien elle se résorbera graduellement, sans provoquer le moins du monde un quelconque effet thérapeutique spécifique, sans influencer en aucune façon la marche du cancer primitif.

Cette double éventualité étant parfaitement établie, il serait superflu de renouveler des expériences de greffe ; c'est un vaccin qu'on cherche à obtenir.

Dans ce but, comment traitera-t-on le fragment de tumeur ?

On ne saurait mieux faire que de se laisser guider par les travaux antérieurs sur la vaccination préventive, telle qu'elle a été pratiquée sur les souris en vue de les prémunir contre le développement des greffes d'épreuve.

A ce sujet, nous trouvons de précieuses indications dans les recherches fort intéressantes et minutieusement conduites que Bridré (1) a publiées, en 1907, sur le degré variable d'immunité conféré à ces animaux par les inoculations de tissu cancéreux sous diverses formes : tissu *frais, desséché, chauffé.*

La première conclusion de ce bactériologiste est que la présence des cellules est indispensable pour assurer l'immunisation. Ainsi, tandis que les injections de macération de tumeur fraîche donnent aux souris une forte résistance à la greffe, cette résistance devient nulle si la macération a été privée des éléments cellulaires par filtration et centrifugation.

Une telle constatation éloignerait sensiblement des procédés de vaccinothérapie que nous avons résumés plus haut et qui, tous, n'emploient que des cultures tuées ou stérilisées. Même l'autolysat de Vincent, qui se rapproche le plus du vaccin vivant, apparaîtrait comme devant être d'une insuffisance certaine, puisqu'il ne contient plus, après centrifugation et stérilisation par l'éther, aucun bacille vivant, dans l'espèce aucune cellule vivante.

La macération pure et simple de tumeur fraîche représente en réalité un liquide complexe où se trouvent mélangées les cellules du stroma autolysées assez rapidement, un certain nombre de cellules cancéreuses également autolysées et ayant donné issue à leurs endo-substances, enfin un plus grand nombre de cellules cancéreuses toujours vivantes. C'est qu'en effet, ces cellules jouissent, même *in-vitro,* d'une résistance et d'une vitalité singulières, ainsi que l'ont établi les observations de Jensen (2) et de Carnot (3). D'où il appert qu'une inoculation faite avec un liquide de macération non filtré, non centrifugé et non stérilisé, correspond à une véritable inoculation de micro-organismes vivants, sans atténuation de leur virulence.

Toutefois le tissu frais, *broyé,* réalise une vaccination plus sûre encore que la macération ; et si ce produit de broyage, au lieu d'être injecté à froid, a été préalablement *chauffé* à 55° pendant 25 minutes, *l'immunité est alors absolue.*

Quant au tissu *desséché,* son action préventive est très incertaine.

---

(1) *Ann. de l'Inst. Pasteur,* Oct. 1907.
(2) *Bull. de l'Inst. Pasteur,* 1903.
(3) *Soc. de Biologie,* Oct. 1908.

Conformément à ces renseignements, on devrait donc confectionner, avec le fragment de tumeur à l'état frais, soit une macération brute, soit, ce qui apparaît préférable, un broyage soumis pendant le laps de temps indiqué à une température de 55°. Avec l'un et l'autre mode de préparation, d'après Bridré, non seulement l'injection n'engendre pas de tumeur comme aurait beaucoup de chances de le faire la transplantation directe du fragment au naturel, mais elle octroie une immunisation artificielle très prononcée et de longue durée.

Un vaccin de cette nature, susceptible d'enrayer préventivement le processus habituel d'une greffe néoplasique, s'opposerait-il efficacement à la marche d'une tumeur maligne en voie d'évolution ? Mieux, serait-il capable de la stériliser et de la guérir, selon le principe fondamental de la vaccinothérapie, par l'exploitation, au profit des tissus infectés, des capacités immunisatrices des tissus non infectés ?

Question trop neuve pour qu'une opinion sérieusement motivée soit hasardée sur ce sujet. Les renseignements documentaires font, du reste, complètement défaut et la vaccinothérapie du cancer chez les animaux est encore bien obscure.

En terminant son exposé, après avoir mentionné quelques essais peu encourageants de sérothérapie du cancer expérimental des souris à l'aide de sérum de mouton et de poule, Bridré signale des expériences de vaccinothérapie au moyen d'injections de macération de tumeur fraîche.

Chaque souris recevait, à des intervalles de 10 à 15 jours, un 1/2 c. c. de macération épaisse. Un certain nombre sont mortes après la première injection ; d'autres ont supporté jusqu'à quatre injections. Cependant il a vu une tumeur de la grosseur d'un pois se résorber après trois injections, et il insiste sur ce fait, car les cas de résorption de ce type de tumeur sont excessivement rares.

En somme, rien de concluant.

Quant à la vaccinothérapie du cancer humain, nous en ignorons le premier mot. Des tentatives ont-elles été faites sur l'homme ? C'est possible, c'est même probable, mais jusqu'alors bactériologistes et laboratoires gardent jalousement leur secret.

Aussi bien n'est-ce point de ce côté que sont dirigés nos essais personnels de thérapeutique anti-cancéreuse.

La médication que nous avions déjà appliquée avant 1914, que de rares occasions nous ont permis de reprendre pendant la guerre et que nous continuons présentement à expérimenter sur une série de cas en observation, consiste en un traitement, à la fois tumoral et humoral, auquel conviendrait assez bien l'épithète de « bio-chimique ».

De même que dans les infections d'ordre médical, la seule thérapeutique *spécifique* risquerait de se montrer insuffisante si elle n'était secondée par les moyens classiques qui stimulent la force de résistance de l'organisme en atténuant l'élément douleur, en tonifiant l'appareil cardio-vasculaire, etc., de même, nous n'avons jamais hésité à recourir, concurremment avec ce traitement, à une médication générale appropriée comme aux procédés chirurgicaux, — bistouris, curette, thermo-cantère, — qui, palliativement, ont leur utilité aux phases diverses des tumeurs malignes.

Nos recherches, — encore bien incomplètes, est-il besoin de le dire, — ont porté sur un certain nombre de malades qui peuvent se classer en quatre catégories :

Malades déjà cachectiques, opérés ou non (C. du sein, de l'utérus, du maxillaire supérieur).

Malades opérés, en état de récidive (C. du sein).

Malades opérés, menacés de récidive (C. de la langue).

Malades non opérés, chez lesquels le traitement a été institué directement (C. du sein, du pénis, de la face).

Il est fort possible que les modifications encourageantes, qui se sont manifestées tant au point de vue local qu'au point de vue général *et toujours avec une surprenante rapidité*, ne soient que des promesses sans lendemain ; la sanction du temps est indispensable pour parler d'amélioration durable et surtout de guérison définitive. C'est pourquoi nous voulons poursuivre notre effort avec toute la patience nécessaire, variant et assouplissant la technique selon les indications suggérées au jour le jour, bien décidés surtout à nous garder de conclusions prématurées.

Pour l'instant, nous désirons simplement prendre date, sans rien préjuger de ce que l'avenir réserve à notre initiative. Celle-ci risque d'être taxée de témérité ; elle trouvera cependant, nous en sommes convaincu, dans l'importance du but à atteindre aussi bien que dans le réconfort physique et moral qu'elle est susceptible d'apporter aux *cancéreux*, son excuse et sa justification.

Le Havre, 9 Mars 1919.

www.ingramcontent.com/pod-product-compliance
Ingram Content Group UK Ltd.
Pitfield, Milton Keynes, MK11 3LW, UK
UKHW021353100726
13657UKWH00006B/2070